BEI GRIN MACHT SICH IHR WISSEN BEZAHLT

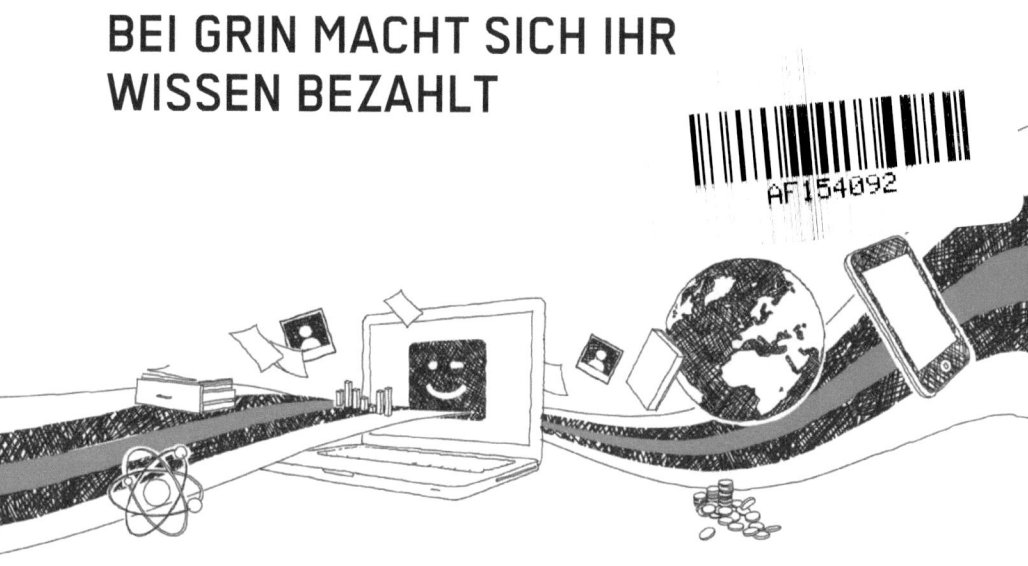

AF154092

- Wir veröffentlichen Ihre Hausarbeit,
  Bachelor- und Masterarbeit

- Ihr eigenes eBook und Buch -
  weltweit in allen wichtigen Shops

- Verdienen Sie an jedem Verkauf

Jetzt bei www.GRIN.com hochladen
und kostenlos publizieren

GRIN :)

Psychologie des Gesundheitsverhaltens. Die Selbstwirksamkeitserwartung und das Beratungsgespräch

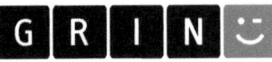

Bibliografische Information der Deutschen Nationalbibliothek:

Die Deutsche Nationalbibliothek verzeichnet diese Publikation in der Deutschen Nationalbibliografie; detaillierte bibliografische Daten sind im Internet über http://dnb.d-nb.de abrufbar.

ISBN: 9783346351289
Dieses Buch ist auch als E-Book erhältlich.

Druck und Bindung: Books on Demand GmbH, Norderstedt Germany
Gedruckt auf säurefreiem Papier aus verantwortungsvollen Quellen

Das vorliegende Werk wurde sorgfältig erarbeitet. Dennoch übernehmen Autoren und Verlag für die Richtigkeit von Angaben, Hinweisen, Links und Ratschlägen sowie eventuelle Druckfehler keine Haftung.

Das Buch bei GRIN: https://www.grin.com/document/988750

Deutsche Hochschule für

Prävention und Gesundheitsmanagement

Einsendeaufgabe

Fachmodul: Psychologie des Gesundheitsverhaltens

Studiengang: Gesundheitsmanagement

Datum
Präsenzphase: 19.03.2018-21.03.2018

Inhaltsverzeichnis

1 Aufgabe 1 - Selbstwirksamkeitserwartung

1.1 Definition der Selbstwirksamkeitserwartung

Die Selbstwirksamkeitserwartung wurde von Albert Bandura (1968; 1992) geprägt und ist ein wichtiger Bestandteil seiner Lerntheorie. Die Selbstwirksamkeitserwartung bezeichnet die Erwartung einer Person schwierige Herausforderungen erfolgreich zu bewältigen. Die Person ist davon überzeugt aufgrund seiner Kompetenzen die Handlung ausführen zu können.

Verfügt ein Mensch über eine hohe Selbstwirksamkeit, so hat er eine positive Einstellung zu seiner Persönlichkeit und fühlt sich anspruchsvollen Aufgaben gewachsen. Im Kontrast dagegen handeln Menschen mit einer niedrigen Selbstwirksamkeitserwartung unsicher. Sie würden sich Aufgaben und Herausforderungen, bei denen sie denken, dass sie diese nicht schaffen werden, gar nicht erst stellen (Bandura, 1992).

In diesem Zusammenhang haben Personen die vor einer bestimmten Handlung Ängstlichkeit aufweisen niedrige Erwartungen von ihrer Wirksamkeit. Jedoch spielen äußere Einflüsse eine wichtige Rolle und können die Motivation, die Aufgabe zu Ende zu bringen oder aufzugeben, beeinträchtigen. Daher können Erwartungen unsere Handlungen und Situationen beeinflussen. Bandura definiert zwei Arten von Erwartungen (Schwarzer, 2004).

Zum einen gibt es die Selbstwirksamkeitserwartung. Die Selbstwirksamkeitserwartung beschreibt das Vertrauen in sich selber, bestimmten Anforderungen gewachsen zu sein und diese bewältigen zu können oder aufgrund fehlendem Vertrauen diese Anforderung nicht bewältigen zu können.

Zum anderen definiert Bandura die Handlungs-Ergebnis Erwartung. Diese bezeichnet die Erwartung von Konsequenzen des Verhaltens einer Person.

Tritt eine Person einer Herausforderung mit einer hohen Selbstwirksamkeitserwartung und einer positiven Handlungs-Ergebnis Erwartung gegenüber, kann man davon ausgehen, dass die Person die Herausforderung positiv meistern wird.

Es gibt vier Komponenten, welche Einfluss auf die Selbstwirksamkeitserwartung nehmen. Am stärksten ist die direkte Erfahrung. Das bedeutet, dass die Person es wahrnimmt, nach einer Anstrengung, positiv belohnt zu werden.

Bei der indirekten Erfahrung vergleicht sich eine Person mit einem Modell, welches ihr ähnlich ist und eine anspruchsvolle Aufgabe absolviert hat. Dieser Vergleichungsprozess motiviert die Person dies auch schaffen zu können.

Die symbolische Erfahrung beruht auf der Überzeugung anderer Personen, die Herausforderung positiv zu bewältigen. Wichtig dabei ist die Glaubwürdigkeit der Person.

Die Gefühlserregung nimmt am schwächsten Einfluss auf die Selbstwirksamkeitserwartung. Vor allem in schwierigen Situationen kommen die eigenen Kompetenzen zur Geltung. So wird eine Person, die sich gegenüber einer Situation ängstlich verhält, diese Situation womöglich nicht positiv meistern können. Personen mit einer hohen Selbstwirksamkeitserwartung haben dagegen kaum Gefühlserregungen und treten einer Herausforderung positiv gegenüber

Aus diesem Grund stellen sich Menschen mit einer hohen Selbstwirksamkeitserwartung problemlos schwierigen Herausforderungen und bearbeiten diese auch mit mehr Ausdauer. Menschen bei denen die Selbstwirksamkeitserwartung nicht stark ausgeprägt ist, würden sich gar nicht erst in solchen Situationen bringen und die Herausforderung nicht annehmen. Je geringer die Selbstwirksamkeitserwartung, desto geringer ist auch die Anstrengung, die Ausdauer und die Motivation (Bandura, 1997).

Bandura operationalisiert die Selbstwirksamkeitserwartung in drei weitere Aspekte. Das Niveau, der Allgemeinheitsgrad und die Gewissheit. Das Niveau stellt die Frage wie schwierig es ist die Aufgabe zu bewältigen. Der Allgemeinheitsgrad beschreibt unterschiedliche Situationen an denen eine Person an ihre Kompetenzen glaubt und es schafft diese positiv zu meistern. Die Gewissheit zeigt wie sicher eine Person in ihren Kompetenzen ist und wie sie diese in Situationen anwenden kann (Bandura, 1977).

Abschließend lässt sich sagen, je höher die Selbstwirksamkeitserwartung in Verbindung mit der Handlungs-Ergebnis Erwartung, desto ausgeprägter ist die Persönlichkeit einer Person und desto stärker ist die Motivation und die Ausdauer.

1.2 Diagramm zur Selbstwirksamkeit zur gesunden Ernährung

Tab. 1: Itemanalyse der Skala zur spezifischen Selbstwirksamkeit zur gesunden Ernährung (modifiziert nach Gölz et al., 1998, S. 29).

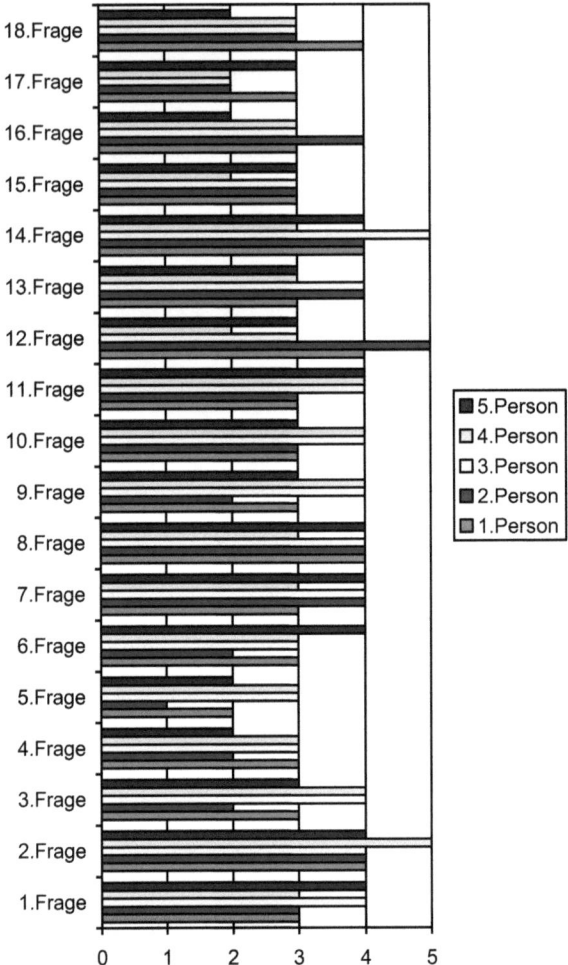

Das Diagramm zur Selbstwirksamkeit zur gesunden Ernährung veranschaulicht die individuelle Selbstwirksamkeit der gesunden Ernährung der befragten Personen. Dazu wurden fünf Personen befragt. Die y-Achse zeigt, um welche Frage es sich handelt und die x-Achse zeigt die Antwortmöglichkeiten von „gar nicht sicher", welches für die eins steht, bis „ganz sicher", welches für die fünf steht. Dazu wurden fünf Unterteilungen vorgenommen.

Zur Auswertung des Diagramms lässt sich sagen, dass die Befragten alle sehr ähnliche Meinungen zur gesunden Ernährung aufweisen. Die Spanne der Antworten gehen meist nur ein bis zwei Antwortmöglichkeiten auseinander. Vier von fünf Personen haben

„eher sicher" angekreuzt, wenn es darum geht, ob sie sich gesund ernähren würden, wenn sie alleine sind. Die fünfte Person hat diese Frage mit „ganz sicher" angekreuzt. Das lässt darauf schließen, dass die Befragten sich gesünder ernähren würden, wenn sie alleine sind, beziehungsweise alleine wohnen würden.

Weit auseinander gehen die Antworten, wenn es sich um Frage handelt, ob man sich auf einem Geburtstag oder einer Hochzeit gesund ernähren würde. Bei dieser Frage ist sich die vierte Person unsicher. Dagegen kreuzte die zweite Person die Antwortmöglichkeit „ganz sicher" an, sodass sie auf einer Hochzeit das gesunde Essen bevorzugen würde. Bei dieser Frage liegt die Spanne der Antworten bei drei unterschiedlichen Antwortmöglichkeiten.

Zusammenfassend kann man sagen, dass die fünf Befragten recht ähnliche Antworten gegeben haben, jedoch bei manchen Fragen das Verhalten zur gesunden Ernährung weit auseinander gehen.

1.3   Studien zur Selbstwirksamkeitserwartung

Tab. 2: Zwei Studien zum Thema Selbstwirksamkeitserwartung.

	Dohnke et al. (2006)	Schneider & Rief (2007)
Fragestellung(en)	Beeinflussen Ergebnis- und Selbstwirksamkeitserwartungen zu Reha Beginn die Ergebnisse einer Rehabilitation nach Hüftgelenkersatz bei Reha Ende? (Dohnke, Müller-Fahrnow & Knäuper, 2006, S.13).	Steigern Therapieerfolge in der Schmerzbewältigung und Beeinträchtigung die Selbstwirksamkeitserwartungen? (Schneider & Rief, 2007, S.46)
Stichprobe	Es nahmen an der Studie 1065 Patienten teil. Davon waren 60% Frauen mit einem Durchschnittsalter von 64,58 Jahren (Dohnke et al., 2006).	Feldstudie mit Stichprobe und zwei Messzeitpunkten für Patienten, die zwischen April 2002 und Juli 2003 eine stationäre psychosomatische Rehabilitation erhielten und die Hauptdiagnose anhaltende somatoforme Schmerzstörung aufwiesen.

		319 Patienten kamen dafür in Frage (Schneider & Rief, 2007).
Materialien/Test	Die Reha Patienten wurden zu Beginn der Reha, am Ende der Reha und sechs Monate nach der Entlassung der Reha gebeten einen Fragebogen auszufüllen, hinsichtlich Alter, Geschlecht, Schmerzen, ADL Funktionen, Ergebnis- und Selbstwirksamkeitserwartungen, Depressivität, behandlungsbezogene Erfahrungen und Arztangaben zum körperlichen Gesundheitszustand der Patienten (Dohnke et al., 2006).	Die 319 Patienten sollten bei Aufnahme und bei der Entlassung den Fragebogen zur psychologischen Routinediagnostik ausfüllen. Bei Aufnahme gaben 316 Patienten (99,1%) den Fragebogen ausgefüllt wieder zurück und bei Entlassung 298 Patienten (93,1%) (Schneider & Rief, 2007).
Untersuchungsdesign	Die Reha Maßnahme ging im Schnitt 22,64 Tage und begann durchschnittlich 21,56 Tage nach der Operation der Patienten. Es wurden Längsschnitt- und Querschnittsanalysen durchgeführt. (Dohnke et al., 2006).	Die Patienten erhielten ein individuell angepasstes Therapieprogramm. Dies beinhaltet Psychotherapie, Bewegungstherapie, Ergotherapie, medikamentöse Therapie, Krankengymnastik, Balneotherapie, Massage und klinische Sozialarbeit (Schneider & Rief, 2007).
Hauptergebnisse	Die Ergebnisse der Längsschnittanalyse zeigten, je höher ihre Selbstwirksamkeitserwartung und je positiver die Ergebniserwartung der Patienten war, desto besser waren die Reha Ergebnisse am Reha En-	Beide Modelle, die in der Studie durchgeführt wurden sind führen zu einer Aufklärung der Änderungen im Bereich Selbstwirksamkeitserwartung von 65%. Die positiven Effekte äußern sich in Verringerung

de. Bei den Querschnittsanalysen waren beiden Erwartungstypen höher ausgeprägt, je besser der Gesundheitszustand der Patienten war. Zudem soll die Ergebnis- und Selbstwirksamkeitserwartung mehr in der Reha Praxis integriert werden (Dohnke et al., 2006).	der schmerzbedingten und allgemeinpsychischen Beeinträchtigungen und Verbesserung der Schmerzbewältigungsstrategien über die Verbesserung der Beeinträchtigung (Schneider & Rief, 2007).

Beide Studien umfassen das Thema der Selbstwirksamkeitserwartung in Bezug zu den durchgeführten Studien. In beiden Studien werden Fragebögen zur Untersuchung der Patienten gestellt und ausgewertet.

Die erste Studie beschäftigte sich mit dem Thema, ob die Selbstwirksamkeits- und Ergebniserwartung am Reha Anfang die Ergebnisse am Reha Ende beeinflussen. Durch die Längs- und Querschnittsanalysen wird die Fragestellung positiv bestätigt, dass die Patienten bessere Reha Ergebnisse am Reha Ende, durch die zu Beginn höheren Erwartungstypen, zeigten.

In der zweiten Studie wurde die Fragestellung ebenfalls positiv bestätigt, dass durch eine Verbesserung der Schmerzbewältigungsstrategien die Selbstwirksamkeitserwartung gesteigert wird.

Im Vergleich der beiden Studien zeigt sich, dass in der zweiten Studie die Patienten mit einer anhaltenden somatoformer Schmerzstörung zu Beginn eine geringe Selbstwirksamkeitserwartung aufweisen, die jedoch durch die Verringerung der schmerzbedingten und allgemeinpsychischen Beeinträchtigungen und Verbesserung der Schmerzbewältigungsstrategien, anstieg. Dagegen zeigte die erste Studie, dass eine hohe Selbstwirksamkeits- und Ergebniserwartung einen positiven Einfluss auf die Reha Ergebnisse hat. Das zeigte auch, dass ein positiver Gesundheitszustand und Wohlbefinden der Patienten zur Selbstwirksamkeitserwartung beitragen.

Zusammenfassend kann man sagen, dass eine positive Selbstwirksamkeits- und eine hohe Ergebniserwartung sich positiv auf das Schmerzempfinden auswirken.

2 Literaturrecherche zum Thema Suchterkrankungen

Das Thema Suchterkrankungen ist in Deutschland ein großes Problem, da viele Menschen betroffen sind (Bundesgesundheitsministerium, 2007).

Der Begriff Sucht, der sich auf Englisch „addiction" nennt, stammt aus dem lateinischen und bedeutet „versklaven". Daran lässt sich erkennen, dass Personen, die eine Suchterkrankung haben, ihre Kontrolle über ihren eigenen Körper verlieren. Kontrollverlust stellt auch eines der Hauptmerkmale der Sucht dar. Die Betroffenen haben Schwierigkeiten sich zu Beginn, am Ende und mit der Menge zu kontrollieren. Dies führt dazu, dass sie andere wichtige Bestandteile ihres Lebens und andere Aktivitäten vernachlässigen (Weltgesundheitsorganisation, 1994). Das BMG (2007) meint, dass die Suchterkrankung mit schweren Schicksalsschlägen verbunden ist und auch die Familie und die Freunde beteiligt sind. Die Betroffenen nehmen ihre Umwelt gar nicht mehr richtig wahr. Im Mittelpunkt ihres Lebens steht die Substanz, die Droge, von denen sie abhängig sind. Ihr starkes Verlangen führt zu Entzugssymptomen bei nicht-Einnahme. So entsteht auch eine Toleranzentwicklung, die zur Einnahme immer größeren Mengen führt, um die gewünschte Wirkung zu erhalten (WHO, 1994).

Bei den Suchterkrankungen wird unterschieden in stoffgebundenen Abhängigkeitserkrankungen, dazu zählt beispielsweise der Konsum von Tabak, Alkohol, Cannabis oder Heroin und nicht stoffgebundenen Abhängigkeitserkrankungen. Diese umfassen zum Beispiel Glücksspiele oder krankhafter Internetgebrauch (BMG, 2007).

Laut der Bundeszentrale für gesundheitliche Aufklärung sterben in Deutschland jährlich 110.000 Menschen an den Folgen des Tabakkonsums, 40.000 Menschen an den Folgen von Alkoholkonsum und 1300 Menschen vom Gebrauch von illegalen Drogen.

Um den 110.000 Menschen die jährlich an den Folgen des Tabakkonsums versterben entgegenzuwirken, gibt es viele Interventionsprogramme zur Raucherentwöhnung. „Dazu zählen Medikation, Hypnose, Akupunktur, Selbsthilfeprogramme in Form von Broschüren und Büchern, Internetausstiegsprogramme, Telefonberatung, ein- oder mehrtägige Einzelberatung oder Gruppentherapie" (Die Drogenbeauftrage der Bundesregierung, 2016). 30% der Raucher und Raucherinnen versuchen in einem Jahr ernsthaft das Rauchen zu beenden (Die Drogenbeauftragte der Bundesregierung, 2016).

Als Präventionsprogramme von Tabakkonsum erweisen sich Schulprogramme am erfolgreichsten. Dazu zählt das deutsche Programm „Be Smart-Don`t Start", die die größten Teilnehmerzahlen aufweisen (Imperial Tobacco, 2014).

Auch die gesundheitliche Aufklärung ist ein weiterer Aspekt. Dazu stellt die Bundesregierung im Jahr eine Millionen Euro zur Verfügung, um in Broschüren und in Beratungstelefonen für Raucher Aufklärung zu geben (Deutscher Bundestag, 2013). Die effektivste Maßnahme, um vor allem Kinder und Jugendlichen vom Rauchen abzuhalten, ist die Tabaksteuererhöhung, da ihnen meist nur wenig Geld im Monat zu Verfügung steht (Liang, Chaloupka, Nichter&Clayton, 2003).

Auch der Konsum von Alkohol ist in Deutschland ein großes Thema. „9,5 Millionen Menschen in Deutschland konsumieren Alkohol in gesundheitlich riskanter Form"(BMG, 2015). So sind 1,8 Millionen Menschen auch abhängig von Alkohol und es sterben jährlich 74.000 Menschen an den Folgen des Alkoholmissbrauchs. Auch hier gibt es eine sehr bekannte Kampagne zur Alkohol Prävention „Kenn dein Limit". Ziel ist es, über die Folgen von riskantem Alkoholkonsum aufzuklären (BZgA). Die Intervention der Alkoholsucht verläuft meist in vier Schritten und wird seit 1968 von der Kranken- und Rentenversicherung übernommen. Im ersten Schritt wird eine Beratung durchgeführt, um offen über die Alkoholsucht zu sprechen und nach neuen Wegen zu suchen. Der zweite Schritt ist der Entzug, wobei der Körper vom Gift befreit wird. Unterschieden wird in ambulanten und stationären Entzug. Im dritten Schritt folgt die Entwöhnung, in dem man lernt ein Leben ohne Alkohol zu führen. Hier wird wie im zweiten Schritt zwischen stationärer Therapie und ambulanter Therapie unterschieden. Im vierten Schritt, der Nachsorge, soll in den ersten Monaten nach der Entwöhnung ein Rückfall verhindert werden (BZgA).

Im weiteren Verlauf wird auf die Glückspielsucht eingegangen, die als Impulskontrollstörung oder Verhaltenssucht definiert wird. „Das Glücksspiel zeichnet sich dadurch aus, dass der Spielausgang überwiegend vom Zufall bestimmt ist und es einen äußeren Anreiz in Form eines Geldgewinns gibt" (Deutsche Hauptstelle für Suchfragen e.V.). Die psychische Belastung der Betroffenen spiegelt sich auch in den Familienangehörigen wieder, die durch die Spielsucht oft in den Ruin getrieben werden. Daher sind Präventionskampagnen und Präventionsmaßnahmen in unserer Gesellschaft sehr wichtig. So trägt der Aktionstag am 25.September dazu bei, über das Leid der Betroffen und die Risiken der Glücksspielsucht aufmerksam zu machen. Die BZgA hat auch eine nationale Kampagne „Spiel nicht bis zur Glücksspielsucht" mit Aufklärungsangeboten entwickelt. Auch können Betroffene die Telefonberatung der BZgA zur Glücksspielsucht in Anspruch nehmen (BZgA, 2016).

Nach der Vorstellung verschiedener Süchte stellt sich die Frage wie Süchte überhaupt entstehen.

Es gibt drei Entstehungsansätze mit denen man die Entstehung einer Sucht definieren kann. Der Soziologische-, Physiologische und Biologische Erklärungsansatz.

Der soziologische Ansatz umfasst die gesellschaftlichen Einflüsse und Rahmenbedingungen und versucht anhand dieser die Entstehung von Sucht zu erklären. So stellen zum Beispiel Werte, wie Leistung und Wettbewerb, Risiken dar, um eine Sucht zu entwickeln. So sehen auch Jugendliche, die unter enormen Leistungsanforderungen und Leistungsdruck stehen, keinen anderen Ausweg. Wirtschaftliche Verhältnisse wie Zukunftsperspektiven und Zukunftsängste können auch Grund dafür sein, dass Menschen mit verschiedenen Substanzen in Verbindung kommen und eine Sucht entwickeln. Großen Einfluss haben auch Erziehungsstile auf die Verhaltensweisen und Umgang mit Substanzen. Die Eltern haben die Chance, ihre Kinder mit den entsprechenden Schutzfaktoren auszurüsten und ihnen ein positives Konsumverhalten vorleben zu können, um so die Entstehung von Süchten weitgehend zu verhindern.

Der psychologische Erklärungsansatz lässt sich zum einen in das lerntheoretische Modell unterteilen. Dieses Modell basiert auf dem Lernen am Modell. Die Suchterkrankung entwickelt sich durch Nachahmen des Modells. Zum Beispiel, dass Kinder ihren Eltern nachahmen, was sie ihnen vorleben. Bei dem psychoanalytischen Modell liegt eine Störung der Persönlichkeit zugrunde. Man geht davon aus, dass die Beziehung zwischen Eltern und dem Kind in der Kindheit durch ungelöste und unbewusste Konflikte zur Entstehung von Süchten beitragen kann.

Beim biologischen Erklärungsansatz geht die Ursache der Sucht auf körperliche Eigentümlichkeiten, wie Gene oder Stoffwechselstörungen, zurück. So greifen psychoaktive Substanzen in verschiedene Stoffwechselprozesse ein und es entstehen neurobiologische Veränderungen. Die psychoaktiven Substanzen erzeugen ein Belohnungsgefühl, da sie hirneigene Mechanismen aktivieren und so zum Missbrauch bestimmter Verhaltensweisen führen können. Aktiviert wird dies durch Prozesse wie Essen, Trinken, Sexualverhalten et cetera und kann dadurch zur Abhängigkeit führen. Der genetische Ansatz konzentriert sich darauf, ob es bestimmte Veranlagungen in der Familienstruktur gibt (Fachstelle für Suchtprävention, 2016).

3 Beratungsgespräch

3.1 Modell des Gesundheitsverhaltens

Fallbeispiel 1 am HAPA-Modell.

Frau Müller ist 30 Jahre alt und hat keine Beschwerden. Jedoch isst sie unregelmäßig und unausgewogen. Sie ist mit ihrer Figur unzufrieden und möchte gerne ihr Gewicht reduzieren.

Allgemein kann man über das HAPA-Modell sagen, dass es in zwei Phasen unterteilt ist. Die Motivations- und Volitionsphase. Um in die nächste Phase zu gelangen muss die 1.Phase abgeschlossen und das Ziel erreicht sein.

Frau Müller kann man im HAPA-Modell in die Motivationsphase einordnen, da sie festgestellt hat, dass sie ihre Situation und Lebensweise verbessern muss. Sie ist sich bewusst, wenn sie weiterhin keine Änderung vornimmt, wird ihr Problem zunehmen, da ihr auch bewusst ist, dass sie sich unregelmäßig und unausgewogen ernährt. Jedoch hat sie ihr Risiko noch nicht wahrgenommen, da sie nur aufgrund ihrer Figur etwas verändern möchte. Das bedeutet, dass sie sich noch nicht in der zweiten Stufe befindet, der Handlungs-Ergebnis-Erwartung, da sie die Bedrohung für sich nicht erkannt hat. So ist sie auch noch nicht bei der Selbstwirksamkeitserwartung und Zielsetzung angelangt, da sie nicht weiß, wie sie ihr Problem und ihre Lebensweise verändern soll. Frau Müller befindet sich daher noch in der Motivationsphase, da sie den Rubikon noch nicht überwunden hat.

Wichtig in der Intentions- und Zielbildungsphase in der Beratung sind die drei Stufen der Motivationsphase. Die Risikowahrnehmung, die Handlungs-Ergebnis-Erwartung und die Selbstwirksamkeitserwartung. Sind die drei Stufen erfüllt führt dies zu der Zielsetzung und Entscheidung Mitglied in einem Gesundheitszentrum zu werden.

Dem Klienten muss erstmal bewusst werden, dass seine Gesundheit ihm wichtig ist und er auch daran arbeiten möchte. Hat er eine positive Einstellung zu seiner Gesundheit, geht er in die Stufe Risikowahrnehmung über. In dieser Stufe wird dem Klienten bewusst, dass wenn er sein Verhalten nicht ändert, er gesundheitliche Schäden davon trägt. Das Bewusst werden erfolgt auf unterschiedlicher Weise, wie zum Beispiel unwohlbefinden in seinem eigenen Körper oder eine ärztliche Diagnose können zur Entscheidung beitragen etwas an seinem Lebensstil zu verändern. Hat der Klient dies eingesehen, folgt die zweite Stufe, dir Handlungs-Ergebnis-Erwartung.

In der zweiten Stufe werden die positiven und negativen Ergebniserwartungen reflektiert, inwiefern sich die Mitgliedschaft im Gesundheitszentrum positiv und negativ äußert.

Darauf folgt die dritte Stufe, die Selbstwirksamkeitserwartung. Dies bezeichnet die Erwartung des Klienten diese schwierige Herausforderung erfolgreich zu bewältigen. Die Selbstwirksamkeit hat Einfluss auf die Zielsetzung, auf die Ausdauer und wie man Rückschläge bewältigen kann.

Der Klient bleibt so lange in der Intentionsphase bis er sein Verhalten mit Vor- und Nachteilen abgewogen hat und zu dem Entschluss kommt sein Verhalten zu ändern. Bei der Zielsetzung und Entscheidung überschreitet der Klient den Rubikon. Dies löst in dem Klienten eine veränderte Bewusstseinslage aus, die jetzt ziel- und lösungsorientiert ist. Dann folgt der Übergang in die Volitionsphase.

3.2 Die Rolle des Berater

Die Rolle des Beraters hat eine wichtige und entscheidende Funktion beim Beratungsgespräch. Der erste Eindruck zählt. Somit ist die Begrüßung des Interessenten und des Beraters für den weiteren Gesprächsverlauf entscheidend. Der Klient kennt das Unternehmen und den Berater noch nicht und muss sich ihnen anvertrauen. Damit der Einstieg in das Gespräch optimal verläuft sollte der Berater sich gut auf das Beratungsgespräch vorbereiten. Es sollte darauf geachtet werden, dass genug Zeit für den Termin eingeplant wird. Zusätzlich sollte der Berater auf ein gepflegtes Äußeres achten und sich mental auf das Gespräch vorbereiten. Dazu gehören eine positive Ausstrahlung und das Wohlfühlen in der Rolle des Beraters.

Im nächsten Schritt erfolgen die Begrüßung und die erste Kontaktaufnahme. Wichtig ist es den Klienten mit seinen Namen und einem Lächeln im Gesicht zu begrüßen. So sollte auch der Berater seinen Namen und seine Funktion nennen. Die persönliche Nennung des Namens verstärkt im weiteren Verlauf die Beziehungsebene. Das Gespräch sollte schräg gegenüber sitzend verlaufend, um eine konfrontale Position zu vermeiden. Im weiteren Verlauf ist es das Ziel so viel wie möglich über den Klienten heraus zu finden, damit eine positive Beziehungsebene geschaffen wird. Es sollten offene Fragen gestellt werden, damit der Interessent von seinen Interessen, Hobbies und Zielen erzählen kann. Dabei sollte der Berater aktiv zuhören. Zwischen dem Berater und dem Klienten sollten Gemeinsamkeiten gefunden werden, da dieses die Sympathie fördert und einen guten

Draht zueinander herstellt. Im Gespräch sollte vom Berater darauf geachtet werden, dass keine oder wenige Fremdbegriffe benutzt werden, da es das Verständnis beim Klienten erschwert. Bei Benutzung von Fremdbegriffen sollten diese auch erklärt werden. Zudem sollten kurze und präzise Sätze verwendet werden, um für eine verständnisvolle Kommunikation zu sorgen. Damit eine positive Beziehungseben erschaffen wird, greift der Berater auf die Technik des Pacings zurück. Pacing bedeutet das bewusste und unbewusste Angleichen des Ausdrucksverhaltens an eine Person zur Optimierung der Kommunikation. Es drückt dem gegenüber aus, sich auf ihn einzulassen und erschafft so eine positive Atmosphäre. Das Ziel des Pacings ist die Herstellung des Rapports. Der Rapport sorgt für eine lebendige Kommunikation und einen positiven Gesprächsfluss. Wichtig ist in dieser Phase sich in der Klienten und in seinen Gedanken hinein versetzen zu können und ihn wertzuschätzen. Dies geschieht, indem der Berater sich immer mehr zurück nimmt und dem Klienten ermutigt und Anregungen beziehungsweise Hilfestellungen bei seinen Zielen zu geben.

Ein wichtiger Bestandteil des Beratungsgesprächs ist die nonverbale Kommunikation, die auch einen großen Einfluss auf die Beziehungsebene hat. Bestandteil der nonverbalen Kommunikation ist die Körperhaltung, Mimik und Gestik, der Blickkontakt und die Bewegung. Es sollte auf eine aufrechte Körperhaltung geachtet werden und den Abstand zu seinem Gesprächspartner eingehalten werden. Zudem sollen die Gesten des Beraters zu einem passen und das Gesagte unterstreichen. Das Halten des Blickkontakts ist ebenso wichtig, um dem Klienten Interesse zu vermitteln. Diese Aspekte sollten unbedingt bei einem Beratungsgespräch eingehalten werden, da diese eine Interpretationshilfe darstellen und über die Glaubwürdigkeit entscheiden.

3.3 Gesprächsverlauf

Fallbeispiel 1: K=Klientel, B=Berater

B: Guten Tag Frau Müller, wir haben jetzt einen Termin. Ich bin Tanja Gröbke und bin ihre Fitnesstrainerin.

K: Hallo Frau Gröbke.

B: Haben Sie gut hier her gefunden?

K: Ja, ich wohne direkt um die Ecke.

B: Das ist doch super. Wir setzen uns hier an den Tisch. Frau Müller möchten Sie etwas trinken? Etwas warmes oder kaltes?

K: Nein Danke, ich habe gerade eben noch einen Kaffee getrunken.

B: Frau Müller, wie kann ich Ihnen weiter helfen?

K: Ja ich bin hier her gekommen, weil ich mich gerne etwas sportlich betätigen möchte.

B: Wie sieht denn Ihr Alltag aus und was möchten Sie ändern?

K: Also ich arbeite in der Stadtverwaltung und sitze überwiegend und Zuhause habe ich zwei Kinder und da habe ich auch immer jede Menge zu tun. Daher habe ich meinen Sport, den ich regelmäßig betrieben habe, aufgegeben.

B: Wie alt sind Ihre Kinder denn?

K: Die eine ist sieben und die andere vier Jahre alt.

B: Also eine im Kindergarten und eine in der Grundschule?

K: Genau.

B: Was sind denn Vor- und Nachteile Ihres aktuellen Verhaltens?

K: Vorteile sind, dass ich mittags eigentlich Zeit hätte mich sportlich zu betätigen, da die Kinder ja in der Grundschule und im Kindergarten sind. Nachteile sind allerdings, dass ich immer unregelmäßig esse und auch nicht gesund koche für meine Kinder.

B: Wie würde sich die Situation denn weiter entwickeln, wenn Sie nichts ändern würden?

K: Wahrscheinlich würde ich noch unzufriedener mit meinem Körper werden, weil ich an meinem Ernährungs- und Sportverhalten nichts ändern würde.

B: Frau Müller, was erhoffen Sie sich dadurch und was können Sie für sich gewinnen, wenn Sie Ihr Verhalten ändern?

K: Ich hoffe, dass ich einfach aktiver werde und ein bisschen abnehme, um meine Figur wieder zu bekommen, die ich mal hatte und, dass ich auch einfach mal raus komme und neue Leute kennen lerne. Vielleicht können Sie mir auch ein paar Tipps geben, wie ich mein Ernährungsverhalten besser in den Griff bekommen kann und wie ich das am besten in meinen Alltag integrieren kann.

B: Da sind Sie hier genau richtig, wir werden Sie auf jeden Fall unterstützen und Ihnen Tipps geben. Welche Schwierigkeiten sehen Sie dabei etwas an Ihrer Situation zu verändern?

K: Ich glaube für mich wird es schwierig regelmäßig zu kommen und mich zu motivieren.

B: Wie könnten Sie es denn schaffen regelmäßig zu kommen?

K: Ich könnte mir feste Tage vornehmen an denen ich zum Sport gehe, wo mich auch keiner dran hindern kann.

B: Das ist eine sehr gute Entscheidung. Gibt es jemanden der Ihnen helfen kann oder der Sie motiviert?

K: Zum einen meinen Mann. Wir verreisen im Sommer mit unseren Kindern und da möchte ich meine Figur zeigen können ohne, dass es mir unangenehm ist. Zum anderen eine Freundin von mir. Sie würde sich gerne auch wieder mehr sportlich betätigen. Das könnten wir dann zusammen machen.

B: Zu zweit macht es auch mehr Spaß. Welche schwierigen Situationen haben Sie denn schon in Ihrem Leben gemeistert?

K: Als ich zum Beispiel meinen Beruf für meine Kinder aufgeben musste und mir nach meiner Schwangerschaft wieder einen neuen Beruf suchen musste. Das war gar nicht so leicht.

B: Das ist ja großartig. Denken Sie, dass sie es auch schaffen regelmäßig zum Sport zu kommen, wenn Sie es schon geschafft haben sich einen neuen Job zu suchen?

K: Ja auf jeden Fall. Ich möchte ja auch was an meiner Situation verändern.

B: Das ist eine sehr gute Einstellung. Was genau möchten Sie denn erreichen und was ist ihr Ziel?

K: Mein Ziel ist es mein Gewicht zu reduzieren, sodass ich mich wieder wohl ich meinem Körper fühle.

B: Wie oft und wie lange würden Sie in der Woche kommen wollen?

K: Ich würde drei Mal die Woche kommen für je 90 Minuten.

B: Das hört sich sehr gut an. Das werden wir auf jeden Fall gemeinsam schaffen. Ich bin da guter Dinge. Was würde sich denn verändern, wenn sie Ihr Ziel erreicht haben?

K: Ich wäre zufriedener in meinem Körper und würde mich wohler und fitter fühlen.

B: Das bekommen wir hin, dass Sie sich in Ihren Körper wieder wohl fühlen. Frau Müller, wenn Sie möchten können Sie gerne mal eine Probewoche austesten.

K: Ja das hört sich wirklich gut an. Ich werde Zuhause noch mit meinem Mann sprechen und werde mich dann melden. Vielen Dank.

B: Sehr gerne.

Zu Beginn des Beratungsgesprächs wurde die Frau mit ihrem Namen begrüßt, um zu zeigen, dass der Berater sich vorbereitet hat. Auch im weiteren Verlauf des Gesprächs wurde die Frau immer wieder mit Namen angesprochen, um eine Beziehungseben zwischen dem Klienten und dem Berater aufzubauen. Im nächsten Schritt hat der Berater Offene Fragen gestellt, um so viel wie möglich über die Frau und ihre Motive beziehungsweise ihre Beweggründe heraus zu finden. Durch die Offenen Fragen kann der Klient frei und in ganzen Sätzen antworten.

Des Weiteren wurden auf die Vor- und Nachteile des Verhaltens eingegangen, damit die Probleme dem Klienten bewusst werden und sie was daran ändern sollte. Währenddessen stellt der Berater immer noch offene Fragen und unterstützt und motiviert seinen Klienten etwas an der Situation zu verändern.

Mittig des Gesprächs geht der Berater auf die Kosten-Nutzen Analyse ein und stellt dem Klienten Fragen, welchen Nutzen sie daraus ziehen würde, wenn sie ihr Verhalten ändern würde. Dabei wird dem Klienten nochmals verdeutlicht, wie wichtig eine situative Veränderung ihres Verhaltens ist. Dazu wurde das Vier Felder Schema verwendet.

Im nächsten Schritt spricht der Berater den Klienten auf schwierige Situation an, die sie in ihrem Leben schon gemeistert hat. So werden Ressourcen genutzt, die zur Intentionsbildung beitragen.

Im letzten Teil, der Zielerarbeitung, ist auf die soziale Unterstützung eingegangen worden, wer und wie dem Klienten in seiner Situation unterstützen kann und seinem Vorhaben. Auch wurde auf die SMART-Formal eingegangen, inwiefern das Ziel realistisch und machbar ist.

Der Berater hat stets darauf geachtet, dass der Klient seine Ziele und Problemlösungen versucht selber zu finden und hat dem Klient lediglich Hilfestellung gegeben.

4 Literaturverzeichnis

Bandura, A. (1986). *Social foundation of thought and action: A social cognitive the-ory.* Englewood Cliffs: Prentice Hall.

Bandura, A. (1992). *Exercise of personal agency through the self-efficacy mechanism.* In R. Schwarzer (Hrsg.), *Self-Efficacy: Thought control of action* (S. 3-38). Washington, D.C.: Hemisphere

Bell, A. (2014). *Philosophie der Sucht. Medizinethische Leitlinien für den Umgang mit Abhängigkeitskranken.* Zugriff am 31.03.2018. Verfügbar unter https://doi.org/10.1007/978-3-658-09147-7

Bundesministerium für Gesundheit. (2017). *Sucht und Drogen.* Zugriff am 31.03.2018. Verfügbar unter https://www.bundesgesundheitsministerium.de/themen/praevention/gesundheitsgefah ren/sucht-und-drogen/?L=0

Bundesministerium für Gesundheit. (2018). *Epidemiologie des Suchtmittelkonsums.* Zugriff am 31.03.2018. Verfügbar unter https://www.bundesgesundheitsministerium.de/ministerium/ressortforschung/krankh eitsvermeidung-und-bekaempfung/drogen-und-sucht/epidemiologie-des-suchtmittelkonsums/?L=0

Bundeszentrale für gesundheitliche Aufklärung. Burde, S. *Suchtprävention.* Zugriff am 31.03.2018. Verfügbar unter https://www.bzga.de/themenschwerpunkte/suchtpraevention/

Deutsche Hauptstelle für Suchtfragen e.V. Gaßmann, R. *Suchtstoffe/-verhalten. Alkohol.* Zugriff am 31.03.2018. Verfügbar unter http://www.dhs.de/suchtstoffe-verhalten/alkohol.html

Deutscher Bundestag. (2013). *Ausgaben für Tabakprävention bei Kindern und Jugendliche.* Zugriff am 31.03.2018. Verfügbar unter http://dip21.bundestag.de/dip21/btd/17/124/1712414.pdf

Die Drogenbeauftragte der Bundesregierung. Pietsch. (2016). *Prävention und Behandlung. Tabakentwöhnung.* Zugriff am 31.03.2018. Verfügbar unter https://www.drogenbeauftragte.de/themen/praevention-und-behandlung/tabakentwoehnung/

Dohnke, B., Müller-Fahrnow, W. & Knäuper, B. (2006). Der Einfluss von Ergebnis- und Selbstwirksamkeitserwartungen auf die Ergebnisse einer Rehabilitation nach Hüftgelenkersatz. *Zeitschrift für Gesundheitspsychologie.* 14 (1), 11-20.

Fachstelle für Suchtprävention. Vivid. *Was ist Sucht?. Entstehung.* Zugriff am 31.03.2018. Verfügbar unter http://www.vivid.at/wissen/was-ist-sucht/suchtentstehung/

Imperial Tobacco. (2014). *The Evidence is Plain. The ineffectiveness of standardised packaging for public health. A response to the Chantler Review on standardised packaging of tobacco products.* Zugriff am 31.03.2018. Verfügbar unter http://www.imperial-tobacco. com/

Mann, K. (2014). *Verhaltenssüchte.* Zugriff am 31.03.2018. Verfügbar unter https://doi.org/10.1007/978-3-642-38364-9

Schneider, J. & Rief, W. (2007). Selbstwirksamkeitserwartungen und Therapieerfolge bei Patienten mit anhaltender somatoformer Schmerzstörung (ICD-10:F45.4). *Zeitschrift für klinische Psychologie und Psychotherapie.* 36 (1), 46-56.

Schwarzer, R. (2004). *Psychologie des Gesundheitsverhaltens (3. Aufl.).* Göttingen: Hogrefe

5   Tabellenverzeichnis

BEI GRIN MACHT SICH IHR WISSEN BEZAHLT

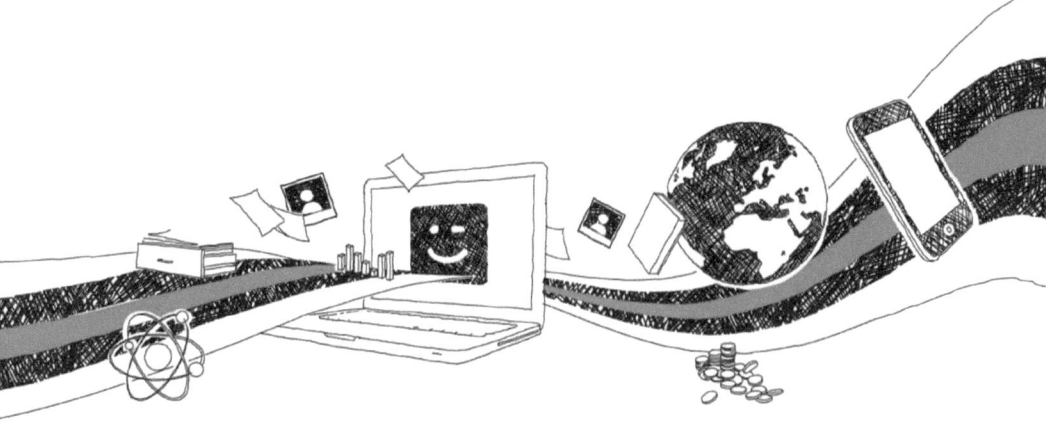

- Wir veröffentlichen Ihre Hausarbeit,
  Bachelor- und Masterarbeit

- Ihr eigenes eBook und Buch -
  weltweit in allen wichtigen Shops

- Verdienen Sie an jedem Verkauf

Jetzt bei www.GRIN.com hochladen und kostenlos publizieren

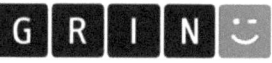